Beatrice Ondondo

Testes de função plaquetária no local de atendimento para pacientes de cirurgia cardíaca

Beatrice Ondondo

Testes de função plaquetária no local de atendimento para pacientes de cirurgia cardíaca

A extrema variabilidade

ScienciaScripts

Imprint

Any brand names and product names mentioned in this book are subject to trademark, brand or patent protection and are trademarks or registered trademarks of their respective holders. The use of brand names, product names, common names, trade names, product descriptions etc. even without a particular marking in this work is in no way to be construed to mean that such names may be regarded as unrestricted in respect of trademark and brand protection legislation and could thus be used by anyone.

Cover image: www.ingimage.com

This book is a translation from the original published under ISBN 978-620-2-31745-0.

Publisher:
Sciencia Scripts
is a trademark of
Dodo Books Indian Ocean Ltd. and OmniScriptum S.R.L publishing group

120 High Road, East Finchley, London, N2 9ED, United Kingdom
Str. Armeneasca 28/1, office 1, Chisinau MD-2012, Republic of Moldova, Europe
Printed at: see last page
ISBN: 978-620-7-88473-5

1 Resumo

As plaquetas desempenham um papel essencial na coagulação, e as anomalias quantitativas e qualitativas das plaquetas podem levar a hemorragias significativas durante e após a cirurgia. Além disso, os doentes com doença cardíaca recebem frequentemente terapêutica antiplaquetária como parte do seu tratamento habitual, o que os predispõe a um risco acrescido de hemorragia perioperatória devido à inibição da função plaquetária. Em alguns casos, a terapia antiplaquetária é interrompida brevemente antes da cirurgia cardíaca programada para reduzir o risco de hemorragia; no entanto, esta interrupção pode aumentar o risco de trombose perioperatória se não for cuidadosamente monitorizada. Além disso, cada paciente responde de forma diferente à terapia antiplaquetária. Por conseguinte, os testes no local de prestação de cuidados para determinar a função plaquetária podem constituir uma oportunidade para melhorar e personalizar o tratamento e a gestão baseados em provas destes doentes cardíacos de alto risco.

Este livro analisa os vários métodos e dispositivos utilizados para testar a função plaquetária no local de prestação de cuidados em doentes cardíacos em terapêutica antiplaquetária submetidos a cirurgia cardíaca. O consenso é que os testes de função plaquetária no local de atendimento podem proporcionar três benefícios principais para a gestão atempada da coagulação pré-operatória e perioperatória em doentes de cirurgia cardíaca em terapêutica antiplaquetária: 1.) Avaliar a eficácia da terapêutica antiplaquetária para identificar rapidamente os doentes resistentes, que estão em risco acrescido de eventos trombóticos pré-operatórios e perioperatórios.

2.) Avaliar a recuperação da função plaquetária após a interrupção do tratamento para determinar os tempos óptimos para a cirurgia cardíaca, a fim de evitar hemorragias excessivas e reduzir os tempos de espera e os custos de hospitalização dos doentes programados para cirurgia cardíaca. 3.) Utilização eficiente dos produtos sanguíneos transfundidos. No entanto, uma conclusão importante deste estudo é o facto de existir uma extrema variabilidade e falta de correlação entre os diferentes testes de função plaquetária no local de prestação de cuidados. Para além disso, estes testes não predizem de forma consistente a perda de sangue ou eventos adversos trombóticos e hemorrágicos em doentes cardíacos sob terapêutica antiplaquetária e em doentes submetidos a cirurgia.

É imperativo que os testes de função plaquetária no local de prestação de cuidados prevejam com exatidão os riscos de hemorragia e trombose, de modo a serem clinicamente relevantes nos cuidados pré-operatórios, peri-operatórios e pós-operatórios a longo prazo, bem como na gestão de doentes de cirurgia cardíaca em terapêutica anti-plaquetária. A extrema variabilidade destes testes, combinada com inconsistências na previsão de eventos adversos, não justifica os elevados custos de uma implementação em grande escala.

A demanda por produtos de transfusão de sangue é maior em pacientes com doença cardíaca submetidos à cirurgia cardíaca [1-3], particularmente naqueles em terapia antiplaquetária. As plaquetas desempenham um papel importante na manutenção da coagulação sanguínea para evitar sangramento excessivo. Os distúrbios plaquetários qualitativos (trombocitopatia) e quantitativos (trombocitopenia) podem impedir ou reduzir a coagulação eficaz [4-7], o que pode resultar em perda maciça de sangue, levando a choque hemorrágico e anemia aguda durante a cirurgia, trauma ou eventos obstétricos. A hemorragia excessiva é comum em pessoas com perturbações hemorrágicas subjacentes, incluindo perturbações plaquetárias.

Embora as plaquetas sejam importantes para a coagulação do sangue, uma atividade plaquetária excessiva (ou uma reatividade plaquetária elevada após a interrupção da terapêutica antiplaquetária) pode conduzir a eventos tromboembólicos graves e potencialmente fatais, incluindo trombose venosa (trombose venosa profunda (TVP) e embolia pulmonar (EP)) [8] em doentes cardíacos de alto risco. [8] em doentes cardíacos de alto risco. Em particular, os doentes cardíacos que sofrem de síndrome coronária aguda (SCA) apresentam frequentemente agregação plaquetária e formação de trombos [9]. Para prevenir eventos tromboembólicos nestes doentes de alto risco, a tromboprofilaxia (fármacos anti-plaquetários e anticoagulantes) é administrada como parte dos cuidados e da gestão de rotina. No entanto, estes fármacos (que retardam o processo de coagulação e perturbam a função plaquetária através de vários mecanismos) podem também impedir uma coagulação sanguínea eficaz durante a cirurgia cardíaca e o período de recuperação perioperatória, bem como em caso de traumatismo de emergência em doentes cardíacos sob tromboprofilaxia. Nestes cenários, a transfusão de produtos sanguíneos torna-se necessária para compensar a perda de sangue e de factores de coagulação e para prevenir a anemia aguda. No entanto, para além das implicações financeiras, a transfusão de hemoderivados acarreta o risco de complicações como a aloimunização, a trombocitopenia de diluição e a hipocalcemia [10]. Portanto, nos casos em que a cirurgia cardíaca não é urgente, a terapia antiplaquetária pode ser temporariamente descontinuada para permitir a recuperação da função plaquetária antes da cirurgia. Embora isso reduza a perda de sangue e, portanto, a necessidade de transfusão, há um risco aumentado de coágulos sanguíneos no período pré e perioperatório quando os pacientes não estão sob terapia antiplaquetária. Consequentemente, a função plaquetária deve ser monitorizada de forma cuidadosa e contínua nestes doentes, utilizando dispositivos no local de prestação de cuidados, que oferecem a vantagem de tempos de resposta mais curtos do que os testes laboratoriais centralizados.

É importante avaliar a qualidade funcional pré-operatória das plaquetas em doentes submetidos a cirurgia cardíaca (particularmente nos que tomam fármacos anti-plaquetários) para ajudar a prever o risco de hemorragia e trombose. Se forem realizados diretamente no local de prestação de cuidados, os testes de função plaquetária pré-operatória podem informar decisões urgentes de transfusão em doentes submetidos a cirurgia cardíaca, enquanto os testes de função plaquetária pós-operatória podem ajudar a monitorizar a recuperação do doente e a atenuar eventos adversos graves. Para atingir estes objectivos, são necessários testes no local de prestação de cuidados que não só avaliem com precisão e fiabilidade a função plaquetária, mas que também forneçam resultados num período de tempo muito curto. Ao permitir que decisões críticas sejam tomadas com relativa rapidez, o teste de função plaquetária no local de atendimento tem, em alguns casos, reduzido significativamente o risco de sangramento maior e complicações de coagulação intravascular disseminada durante a cirurgia cardíaca em pacientes em terapia antiplaquetária indefinida [11-16]. Para além da melhoria dos resultados clínicos dos doentes de cirurgia cardíaca, alguns estudos demonstraram que o teste da função plaquetária no local de prestação de cuidados reduziu significativamente o número de transfusões e a quantidade de produtos de transfusão (concentrado de glóbulos vermelhos, plasma fresco congelado ou unidades de plaquetas) utilizados, resultando numa redução de custos [12].

Este artigo analisa a utilização de vários testes de função plaquetária no local de prestação de cuidados em doentes cardíacos sob terapêutica antiplaquetária para identificar testes que possam prever com precisão eventos adversos e necessidades de produtos sanguíneos durante a cirurgia cardíaca. Estes testes poderiam ser implementados em grande escala para a gestão de doentes cardíacos em terapêutica antiplaquetária, particularmente durante a cirurgia cardíaca.

3 Teste da função plaquetária no local de prestação de cuidados: Porque é que é importante?

Os testes no local de prestação de cuidados (POCT) referem-se a testes de diagnóstico, monitorização ou rastreio efectuados perto do doente por um profissional de saúde fora do tradicional laboratório centralizado e acreditado. Os resultados são obtidos num curto espaço de tempo e a rapidez com que são efectuados permite um diagnóstico e tratamento imediatos. Por conseguinte, a POCT é particularmente útil para avaliar o estado dos doentes em estado crítico que necessitam de intervenção médica urgente, uma vez que os testes rápidos ajudam a tomar decisões rápidas sobre o seu tratamento e acompanhamento, melhorando assim os resultados clínicos [17-20]. Os testes de função plaquetária são úteis no diagnóstico e tratamento de doentes com perturbações da coagulação, incluindo os que sofrem de perturbações hereditárias e adquiridas da função plaquetária. No entanto, uma vez que as plaquetas também estão envolvidas na trombose, os testes de função plaquetária também são amplamente utilizados para monitorizar a eficácia da terapêutica antiplaquetária em doentes que necessitam de diluição do sangue e de interrupção da agregação plaquetária para prevenir a trombose. Por conseguinte, os testes de função plaquetária podem ser úteis nos centros de saúde para prever a probabilidade de acontecimentos hemorrágicos adversos em doentes de alto risco, bem como para prever o risco de trombose em doentes com doença trombótica arterial. Dado o aumento da população idosa, a maioria da qual apresenta um risco acrescido de eventos tromboembólicos e, por conseguinte, necessita de terapêutica antiplaquetária por tempo indeterminado, os testes da função plaquetária no local de prestação de cuidados poderiam acelerar o diagnóstico e o tratamento ou a prevenção de eventos cardiovasculares nesta população.

Embora existam vários testes de função plaquetária disponíveis (como o tempo de hemorragia, a agregometria plaquetária por transmissão de luz (ótica), a agregometria de impedância do sangue total, a citometria de fluxo, a libertação de plaquetas e a medição de micropartículas de plaquetas), a maioria é trabalhosa e morosa, exigindo equipamento especial e os conhecimentos de laboratórios especializados. Os dispositivos de teste da função plaquetária portáteis e fáceis de utilizar podem proporcionar cuidados e gestão atempados de doentes em risco de hemorragia excessiva ou trombose durante uma cirurgia, traumatismo ou outras situações de emergência [21, 22].

<u>4 Testes de função plaquetária no local de atendimento em doenças cardiovasculares e cirurgia cardíaca :</u>

A cirurgia cardíaca está associada a inúmeras complicações que aumentam a perda de sangue e requerem frequentemente a transfusão imediata de glóbulos vermelhos, plasma ou plaquetas. Além disso, devido ao risco aumentado de eventos tromboembólicos, os pacientes com doenças cardíacas, como SCA e doença arterial coronariana, recebem terapia antiplaquetária dupla de longo prazo para prevenção secundária de eventos trombóticos cardiovasculares e outras complicações associadas à intervenção coronariana percutânea (ICP) e cirurgia de revascularização do miocárdio (CRM) [23, 24]. Pacientes submetidos à ICP para implante de stent coronário freqüentemente usam aspirina e clopidogrel (ou outras combinações de drogas antiplaquetárias) para reduzir o risco de trombose do stent [24].

Não há dúvida de que a combinação de disfunção plaquetária (devido à terapia antiplaquetária dupla), contagem reduzida de plaquetas devido à hemodiluição e redução dos factores de coagulação durante a cirurgia pode aumentar significativamente o risco de hemorragia pós-cirúrgica nestes grupos de doentes cardíacos [23, 25]. Por conseguinte, é importante que, quando os doentes cardíacos em terapêutica antiplaquetária são submetidos a cirurgia ou procedimentos relacionados, a sua função plaquetária seja avaliada com precisão no momento da cirurgia para evitar o risco de hemorragia excessiva ou o risco de trombose durante a recuperação [11-13]. Assim, o teste da função plaquetária no local de atendimento é necessário para a avaliação pré-operatória de pacientes cardiovasculares com complicações que requerem cuidados intensivos e cirurgia cardíaca, mas especialmente para aqueles em terapia antiplaquetária, a fim de gerir eficazmente o seu tratamento durante e após a cirurgia [14, 26-28].

Vários estudos já indicam que o teste de função plaquetária no local de atendimento pode prever o risco de sangramento e trombose em pacientes submetidos a ICP ou CRM [11, 15, 2932]. Para além disso, os testes de função plaquetária no local de prestação de cuidados podem ajudar a reduzir a perda de sangue e minimizar as transfusões de produtos sanguíneos durante a cirurgia cardíaca [12, 26, 33, 34]. O teste de função plaquetária no local de atendimento também monitora a eficácia da terapia antiplaquetária nesses pacientes, a fim de avaliar a necessidade e os benefícios clínicos da mudança para inibidores plaquetários mais potentes em pacientes que desenvolvem resistência à sua terapia atual (falha do tratamento) [35]. Isto é importante porque a falha do tratamento é conhecida por ser a causa de eventos isquémicos, incluindo trombose de stent, acidente vascular cerebral, enfarte do miocárdio e morte cardiovascular.

5 Testes de função plaquetária no local de venda :

Os métodos de avaliação da função plaquetária no local de prestação de cuidados incluem o PFA-100 (Platelet Function Analyzer), o MEA (Multiple Electrode Aggregometry), o PlateletWorks, o VerifyNow, o Impact Cone and Platelet Analyzer, o TEG/ROTEM (Thromboelastography & Rotational Thromboelastometry) e o TEG PlateletMapping [27, 28, 36-42]. Estes métodos têm sido utilizados numa vasta gama de contextos clínicos e o seu papel na gestão de doentes cardíacos em terapêutica antiplaquetária e de doentes submetidos a cirurgia cardíaca é discutido a seguir:

1) Sistema PFA-100 (Analisador da função plaquetária) :

O PFA-100 é um teste de sangue total que avalia a função plaquetária com base na adesão e agregação em condições de elevado cisalhamento. Mede o tempo de fecho, ou seja, o tempo necessário para que um tampão de plaquetas se forme e oclua o fluxo sanguíneo através das aberturas de uma membrana revestida de colagénio infundida com ADP ou epinefrina. A sua principal vantagem é o facto de medir a adesão e a agregação plaquetárias em condições de elevado cisalhamento, simulando os mecanismos hemostáticos primários *in vivo*. É também

totalmente automatizado, fácil de utilizar, rápido e com resultados reprodutíveis. Para além disso, o

a utilização de cartuchos disponíveis no mercado garante a coerência entre diferentes contextos.

Já em 2000, o teste PFA-100 identificou o tempo de fechamento prolongado em pacientes com doença cardíaca valvular [43], que foi associado a um risco aumentado de sangramento intra-operatório, prevendo assim a necessidade de hemoderivados. No entanto, um estudo com 146 pacientes submetidos à cirurgia primária de revascularização do miocárdio usou o PFA-100 para prever se o aumento do risco de sangramento estava relacionado à disfunção plaquetária pré ou pós-operatória, mas não encontrou correlação [44]. Além disso, um estudo separado que avaliou os ensaios PFA-100 e Hemostatus POCT para a função plaquetária em pacientes com e sem sangramento excessivo após cirurgia cardíaca com circulação extracorpórea (CEC) descobriu que, embora o sangramento excessivo estivesse associado a tempo de fechamento anormal (TC) e tempo de coagulação ativado (TCA), não houve diminuição dramática na agregação plaquetária [45]. Embora esse estudo tenha colocado em dúvida a eficácia do teste de função plaquetária para uso rotineiro após cirurgia cardíaca, ele confirmou sua utilidade no manejo de pacientes com risco aumentado de sangramento após CRM [45].

Subsequentemente, o PFA-100 tem sido utilizado para identificar corretamente os doentes em risco de hemorragia excessiva após cirurgia de bypass [46]. Um estudo que avaliou o impacto das decisões influenciadas pela AFP-100 na redução da perda de sangue e do uso de componentes sanguíneos após cirurgia coronária de ressuscitação cardiopulmonar de rotina mostrou que, embora as decisões baseadas nos resultados da AFP-100 não tenham reduzido a perda de sangue, elas reduziram as transfusões de glóbulos vermelhos e outros componentes sanguíneos após cirurgia cardíaca de rotina [33]. Outro estudo mostrou que o PFA-100 oferecia alta especificidade para a função plaquetária adequada em pacientes submetidos à cirurgia de revascularização do miocárdio, e sugeriu que não só o teste era importante para identificar a hiper-reatividade plaquetária pós-operatória associada à lesão miocárdica, mas que também poderia ser útil para avaliar com precisão a necessidade de concentrados de plaquetas e, assim, orientar transfusões de plaquetas [47]. De facto, o PFA-100 tem sido usado com sucesso para identificar pacientes em CECG que provavelmente não beneficiarão de transfusões de plaquetas [48, 49] e poderia, portanto, ajudar a evitar o uso desnecessário de concentrados de plaquetas.

O PFA-100 tem sido eficaz na identificação pré-operatória de doentes com doença arterial coronária hiper-reactiva à aspirina e na decisão de descontinuar ou não a terapêutica com aspirina durante a cirurgia [50]. Além disso, quando utilizado para medir a reatividade plaquetária residual em doentes cardíacos tratados pré-operatoriamente com aspirina, o PFA-100 prevê com precisão eventos cardiovasculares recorrentes em doentes submetidos a cirurgia de revascularização do miocárdio [51]. Esses estudos demonstraram a utilidade clínica do PFA-100 como um teste de função plaquetária no local de atendimento para o tratamento de pacientes submetidos à cirurgia de revascularização do miocárdio. A medição da resistência à aspirina numa coorte de acompanhamento de 5 anos usando PFA-100 mostrou uma correlação positiva entre eventos cardiovasculares hospitalizados e resistência à aspirina [52], confirmando a ligação entre resistência à aspirina e complicações cardiovasculares. Outros estudos sugerem que o PFA-100 com colagénio/epinefrina é um teste de função plaquetária mais útil para a estratificação de risco em SCA, devido à sua elevada sensibilidade às alterações funcionais do fator von Willebrand (VWF), para além da sua ampla aplicação na identificação de doentes com elevada reatividade plaquetária [53].

O teste pré-operatório da função plaquetária pelo PFA-100 em 660 pacientes submetidos à cirurgia de revascularização do miocárdio (CRM) e 421 pacientes submetidos à substituição da válvula aórtica (RVA) revelou que a disfunção plaquetária era maior na RVA [54], sugerindo que os pacientes submetidos à RVA têm um risco aumentado de sangramento. O PFA-100 também identificou com precisão tempos de fechamento prolongados em pacientes submetidos a RVA [55], prevendo a necessidade de transfusão intra-operatória e ajudando a melhorar o manejo de pacientes com alto risco de RVA. Também previu o valor da função plaquetária na gestão e prevenção da perda de sangue intra e pós-operatória durante a cirurgia cardíaca [49, 56]. Além disso, como mede a função plaquetária num ambiente de alto cisalhamento, continua a ser o teste de escolha para o estudo da doença cardíaca valvular, uma condição que só é detectada em condições de alto cisalhamento.

Sistema VerifyNow :

O VerifyNow é um ensaio de agregação plaquetária totalmente automatizado que mede a alteração na transmissão de luz ao longo do tempo através de uma amostra de sangue total anticoagulado. Mede a agregação plaquetária com base na aglutinação de pérolas revestidas com fibrinogénio após a ativação das plaquetas por um agonista [57], e demonstrou dar resultados semelhantes aos obtidos por agregometria [58]. A aglutinação dos grânulos revestidos de fibrinogénio resulta num aumento da transmissão da luz e, quanto maior for a ativação e a agregação das plaquetas, maior será a transmissão da luz através da amostra. Estão disponíveis cartuchos para diferentes agonistas: ácido araquidónico (ensaio com aspirina), ADP/PGEi (ensaio com P2Y12), TRAP (ensaio com IIb/IIIb), permitindo a medição de diferentes aspectos da função plaquetária.

O VerifyNow é amplamente utilizado em ambientes de cuidados de saúde (como cirurgia cardíaca de emergência) para monitorizar a terapêutica antiplaquetária. Foi utilizado com sucesso para monitorizar a terapêutica antiGPIIb/IIIa em doentes com doença arterial coronária [57, 59], a terapêutica com aspirina e clopidogrel em doentes submetidos a ICP [60], e para prever hemorragias peri e pós-operatórias em doentes sob terapêutica antiplaquetária. O teste também correlacionou a inibição plaquetária pré-operatória com a perda de sangue cirúrgico ou necessidade de transfusão em 60 pacientes em terapia antiplaquetária dupla aguardando cirurgia de revascularização do miocárdio [61]. Além disso, um estudo recente confirmou que o VerifyNow era um teste eficaz no local de atendimento para avaliar a recuperação da função plaquetária antes do início da cirurgia de revascularização do miocárdio após a interrupção do clopidogrel [62]. Isto reduziu os tempos de espera, mas sem o risco de aumento de hemorragia [62].

A VerifyNow detecta de forma robusta os efeitos da aspirina [63] e pode ser útil em cirurgias cardíacas de emergência para identificar a hiper ou hipo-responsividade pré-operatória à aspirina que poderia levar a eventos graves. Foi demonstrado que a falta de resposta pós-operatória à aspirina, medida pelo VerifyNow, causa trombose após cirurgia cardíaca em pacientes pediátricos com doença cardíaca congénita [64], sugerindo que o teste pode ser utilizado no local de tratamento para monitorizar a terapêutica com aspirina e melhorar a gestão destes pacientes. Além disso, num estudo com 222 doentes com ICP, a VerifyNow confirmou que a hiporeactividade do clopidogrel resultava num risco seis vezes maior de eventos cardiovasculares adversos graves (MACE) [65], realçando a sua utilidade clínica na identificação de doentes com ICP com maior risco de eventos como AVC, enfarte do miocárdio (MI) e morte cardíaca. O VerifyNow também foi utilizado para determinar a reatividade plaquetária durante o tratamento e identificar eventos trombóticos em doentes com trombose de stent [66] e, separadamente, para detetar uma resposta deficiente ao clopidogrel após a implantação de um stent coronário em doentes diabéticos [67]. Além disso, um estudo realizado por Mangiacapra utilizou o VerifyNow para avaliar a influência da reatividade plaquetária após clopidogrel na mionecrose em 250 pacientes submetidos a ICP, e encontrou uma correlação entre a reatividade plaquetária e um risco aumentado de mionecrose [68].

O estudo Verify Pre-Op TIMI 45 demonstrou a utilidade clínica do teste VerifyNow na previsão de sangramento durante a cirurgia de revascularização miocárdica em pacientes tratados com clopidogrel [15]. Além disso, a VerifyNow foi utilizada para demonstrar que a agregação plaquetária recuperava mais rapidamente após a interrupção do clopidogrel (no prazo de 5 dias, em vez dos 7-14 dias recomendados), sugerindo que o teste poderia ser útil para determinar o momento ideal para interromper o clopidogrel antes da cirurgia cardíaca electiva, sem aumentar o risco de hemorragia pós-operatória [69], poupando assim dinheiro. Embora o VerifyNow não avalie a função plaquetária em condições de cisalhamento, o teste continua a ser útil para monitorizar a terapêutica antiplaquetária em condições cardíacas que não são influenciadas pelo shear stress, e tem sido utilizado eficazmente em grandes ensaios clínicos como o GRAVITAS [70], TRIGGER-PCI [71], GENERATIONS [72], ARCTIC [73] e ANTARCTIC [35].

2) Sistema PlateletWorks :

O PlateletWorks é um teste rápido de sangue total que mede a contagem de plaquetas antes e depois da agregação por ativação por um agonista [74]. As plaquetas agregadas são excluídas devido ao seu maior tamanho, resultando numa contagem de plaquetas nula ou quase nula em pessoas com função plaquetária normal. A inibição da agregação plaquetária por fármacos é então determinada através do cálculo da percentagem de inibição da agregação plaquetária na presença de fármacos anti-plaquetários, como a aspirina e o clopidogrel. O PlateletWorks é útil durante a cirurgia cardíaca para determinar a atividade plaquetária residual e para monitorizar a terapêutica antiplaquetária.

O PlateletWorks demonstrou utilidade clínica como um teste no local de prestação de cuidados para monitorizar a resposta plaquetária a uma série de agentes antiplaquetários, incluindo a aspirina e o clopidogrel [74]. Este teste é importante em ambientes de cuidados agudos, particularmente durante a ICP ou a CECG, que estão frequentemente associadas a trombose e hemorragia, respetivamente. A utilidade clínica do PlateletWorks foi também demonstrada num estudo de 50 doentes submetidos a cirurgia de revascularização do miocárdio (CABG) tratados com clopidogrel, que concluiu que a agregação plaquetária se correlacionava significativamente com o volume de drenagem torácica pós-operatória e que uma agregação plaquetária deficiente levava a uma maior utilização de produtos de transfusão no período pós-operatório [13]. Este estudo realçou a utilidade do PlateletWorks como um teste de função plaquetária no local de prestação de cuidados para prever o risco de hemorragia excessiva.

O PlateletWorks também identificou pacientes em risco de eventos cardíacos adversos e aumento de sangramento após o implante de stent em 1.069 pacientes com clopidogrel submetidos a ICP eletiva com implante de stent (estudo POPULAR) [75]. Estes foram

Este é um indicador crucial para orientar o momento da cirurgia e o tratamento do sangramento em pacientes submetidos à cirurgia de revascularização do miocárdio. Além disso, em comparação com a TEG, o PlateletWorks demonstrou ser um preditor mais fiável da utilização de produtos sanguíneos e da drenagem do dreno torácico em doentes submetidos a cirurgia de bypass [76]. Estudos recentes utilizando o PlateletWorks demonstraram um risco aumentado de enfarte do miocárdio e reinternamento após angiografia coronária, bem como uma correlação entre os testes de função plaquetária no local de prestação de cuidados e a hemorragia [77, 78]. No entanto, um estudo observacional prospetivo anterior de 50 pacientes

submetidos a cirurgia cardíaca electiva para cirurgia de revascularização do miocárdio (CABG) ou substituição da válvula cardíaca (CVR) compararam o PlateletWorks com a agregometria plaquetária turbidimétrica para avaliar a disfunção plaquetária relacionada com a aspirina e concluíram que o PlateletWorks não era fiável na deteção de anomalias plaquetárias relacionadas com a aspirina em doentes de cirurgia cardíaca [79]. Se este facto se confirmar, pode limitar a utilização do PlateletWorks como um teste de função plaquetária no local de prestação de cuidados para doentes de cirurgia cardíaca, uma vez que a maioria destes doentes está tipicamente a tomar aspirina em combinação com um segundo fármaco antiplaquetário. É necessário que outros estudos examinem a utilidade do PlateletWorks em doentes submetidos a cirurgia de revascularização do miocárdio ou a cirurgia de revascularização do miocárdio e tratados com aspirina.

3) MEA (Agregometria plaquetária de eléctrodos múltiplos) :

O MEA mede a agregação plaquetária do sangue total e produz resultados num período de tempo muito curto. Funciona com base no princípio da agregação plaquetária por impedância e utiliza um agregómetro conhecido como analisador multiplacas [80]. O analisador multiplacas tem cinco eléctrodos, o que oferece a vantagem de medir simultaneamente cinco parâmetros da função plaquetária. Os agonistas plaquetários activam e agregam o sangue total, provocando um aumento da impedância eléctrica entre os eléctrodos, e a impedância resultante é medida ao longo do tempo.

No contexto dos cuidados de saúde, a MEA também demonstrou ser importante para a identificação pré-operatória de doentes com elevado risco de perda de sangue e para a gestão de hemorragias pós-operatórias graves. Um ensaio prospetivo, controlado e aleatório, que investigou o impacto da análise pré-operatória da função plaquetária no local de prestação de cuidados sobre a utilização de produtos sanguíneos na cirurgia de revascularização do miocárdio, utilizando MEA e PlateletMapping TEG, concluiu que a análise da função plaquetária resultou numa redução significativa de todas as transfusões de produtos sanguíneos [81]. Este facto também realçou a importância dos testes de função plaquetária pré-operatórios no momento da cirurgia para reduzir os custos através da redução do número de transfusões. O uso pré-operatório de MEA para monitorar a inibição plaquetária pela terapia dupla aspirina-clopidogrel no ponto de atendimento detectou efetivamente a inibição plaquetária em pacientes submetidos à CRM eletiva e, como esperado, revelou que a necessidade de transfusão pós-operatória foi maior em pacientes em terapia antiplaquetária dupla [82]. Este estudo utilizou a perda sanguínea pós-operatória e a necessidade de transfusão como medidas de desfecho clínico.

Um estudo prospetivo observacional de mais de 200 pacientes submetidos à cirurgia de revascularização do miocárdio isolada mostrou que a AEM poderia prever a probabilidade de sangramento pós-operatório excessivo e identificar pacientes em risco [83]. Da mesma forma, outro estudo avaliou a predição de sangramento excessivo após cirurgia cardíaca eletiva em 148 pacientes por MEA e TEM, e mostrou que ambos os métodos previram com precisão o sangramento pós-operatório excessivo [84]. Além disso, a agregometria baixa, medida usando a MEA, identificou com precisão pacientes de cirurgia cardíaca com uma necessidade significativamente maior de transfusões de concentrado de plaquetas [85], indicando que a MEA poderia ser usada em testes de função plaquetária no local de atendimento para auxiliar no planejamento e gerenciamento de transfusões de concentrado de plaquetas pré e perioperatórias. Foram observados resultados semelhantes em doentes submetidos a cirurgia de revascularização do miocárdio ou cirurgia da válvula aórtica [86], em que a MEA previu o risco de trombose do stent com base na hiperreactividade plaquetária [87]. A MEA também tem sido usada para identificar, no pré-operatório, pacientes com resistência à aspirina submetidos à cirurgia de revascularização do miocárdio [88]. Como a resistência à aspirina está associada a eventos isquémicos adversos maiores após a cirurgia de revascularização do miocárdio, o MEA poderia ser um teste útil da função plaquetária no local de atendimento para orientar a dosagem de aspirina ou a adição de clopidogrel nos planos de tratamento e cuidados de pacientes com revascularização do miocárdio com resistência à aspirina. Estes estudos não só destacam o potencial da MEA na identificação de doentes susceptíveis de necessitar de transfusão pós-operatória, como também demonstram que a MEA pode desempenhar um papel fundamental no início atempado de intervenções hemostáticas e terapias de componentes sanguíneos para evitar perdas excessivas de sangue no pós-operatório.

Em contraste, um estudo prospetivo da agregação plaquetária perioperatória em crianças com doença cardíaca crónica usando MEA descobriu que a perda de sangue estava aumentada apesar de uma boa resposta de agregação plaquetária, sugerindo que a MEA não é adequada para prever o aumento da perda de sangue perioperatória [89], pelo menos em crianças. Para além disso, um estudo piloto que investigou as alterações na função plaquetária durante a cirurgia cardíaca pediátrica e a sua relação com a hemorragia pós-operatória utilizando a HEA não encontrou qualquer associação com a hemorragia pós-operatória [90]. Estes estudos sugerem que a utilidade clínica do MEA em crianças e doentes cardíacos pediátricos submetidos a cirurgia cardíaca precisa de ser avaliada, uma vez que os requisitos de dosagem podem diferir significativamente entre adultos e crianças. Estes resultados fornecem provas suficientes de que todos os dispositivos de teste da função plaquetária no local de prestação de cuidados devem ser optimizados para utilização em doentes adultos e pediátricos.

4) **TEG/ROTEM (métodos viscoelásticos)** :

Estes métodos permitem medir e visualizar continuamente as propriedades viscoelásticas de uma amostra de sangue total, desde a fase inicial de formação da fibrina até à retração do coágulo e, finalmente, à fibrinólise. Têm a vantagem de monitorizar e quantificar visualmente a coagulação do sangue, incluindo as fases de propagação, estabilização e dissolução da formação do coágulo em condições de baixo cisalhamento. A coagulação é acelerada utilizando activadores como o caulino e o fator tecidular, e a impedância é medida. Em geral, a impedância aumenta com a força do coágulo. Uma vez que estes testes medem a velocidade e a qualidade da formação do coágulo, são úteis para prever hemorragias cirúrgicas, determinar a necessidade de produtos sanguíneos e monitorizar medicamentos antiplaquetários. No entanto, embora os testes TEG/ROTEM sejam amplamente utilizados na avaliação da coagulação no local de atendimento durante a cirurgia cardíaca, onde melhoraram significativamente os resultados clínicos e reduziram os custos ao diminuir o consumo total de produtos sanguíneos [20, 81], eles não têm sido amplamente utilizados para avaliar a função plaquetária em pacientes cardíacos submetidos à cirurgia. A sua utilidade clínica nesta área permanece, portanto, desconhecida. Mais investigação clínica deve avaliar os testes de função plaquetária TEG/ROTEM, como o Rotem Platelet® [91], e avaliar a sua utilidade clínica em cirurgia cardíaca e em doentes cardíacos em terapia antiplaquetária dupla.

Ensaio de mapeamento de plaquetas TEG e analisador Cone e PlateLet :

O ensaio de mapeamento plaquetário TEG mede a inibição plaquetária em relação ao perfil viscoelástico de base do doente e fornece resultados como uma percentagem de agregação plaquetária. O analisador IMPACT Cone e PlateLet utiliza um sistema automatizado e computorizado que avalia a hemostase primária *in vitro* para avaliar a função plaquetária [92, 93]. No ensaio Cone e PlateLet, as plaquetas são activadas *in vitro* por um agonista, e a sua agregação e adesão a uma placa revestida de poliestireno sob condições de tensão de cisalhamento são medidas. Estes ensaios têm sido utilizados para avaliar a função plaquetária e monitorizar a terapêutica antiplaquetária numa variedade de contextos, incluindo a cirurgia de revascularização do miocárdio [92-95], e têm sido utilizados para prever hemorragias pós-operatórias em doentes submetidos a cirurgia cardíaca e cirurgia de revascularização do miocárdio [96, 97]. No entanto, a sua eficácia clínica no local de tratamento durante a cirurgia cardíaca e como parte da terapia antiplaquetária precisa de ser comprovada.

6 Podem os resultados de um único teste de função plaquetária no local de prestação de cuidados orientar suficientemente as decisões clínicas para a gestão pré e peri-operatória de doentes de cirurgia cardíaca em terapêutica antiplaquetária?

Embora os vários ensaios point-of-care para a função plaquetária difiram em termos do volume de amostra necessário, a utilização de plasma ou sangue total e a presença de condições de cisalhamento [98], dificultando a comparação direta, todos eles oferecem vantagens únicas, apesar das suas deficiências individuais, e podem ser utilizados para se complementarem uns aos outros. Por exemplo, embora a MEA permita a medição simultânea de múltiplos agonistas, não tem em conta o facto de a atividade plaquetária *in vivo depender* da tensão de cisalhamento. Por outro lado, o PFA-100, que mede a atividade plaquetária funcional em condições de elevado cisalhamento, é útil em doentes com doença cardíaca valvular, enquanto o analisador de cones e plaquetas, que mede a interação das plaquetas e do vWF no sangue total em condições de cisalhamento, pode ser o método ideal para obter resultados mais relevantes do ponto de vista fisiológico. Por conseguinte, devido às diferenças inerentes aos princípios destes ensaios da função plaquetária, é difícil encontrar correlações entre eles, tal como se descreve a seguir:

Uma comparação entre VerifyNow e MEA para prever resultados clínicos precoces após ICP mostrou uma falta de correlação entre esses testes de função plaquetária na previsão da ocorrência de IM periprocedimento e MACE [65]. Uma recente comparação entre o MEA e o Rotem Platelet® em pacientes de cirurgia cardíaca não mostrou correlação [91]. Além disso, ao comparar uma série de testes de função plaquetária

(VerifyNow, PFA-100, PlateletWorks, citometria de fluxo, LTA, TEG e níveis urinários de 11 - dehidro tromboxano), apenas o VerifyNow identificou consistentemente uma reatividade plaquetária elevada em doentes com doença arterial coronária tratados com aspirina [36]. Curiosamente, um estudo prospetivo da função plaquetária em 27 pacientes tratados com abciximab durante ICP mostrou que os resultados dos testes PFA-100 eram comparáveis aos da agregometria plaquetária [99]. Este facto contrasta com um estudo que comparou a agregometria e o PFA-100 em 50 doentes em terapêutica antiplaquetária submetidos a ICP, que encontrou discordância na capacidade dos dois testes em distinguir os respondedores da aspirina dos não respondedores, sugerindo que os dois testes não eram intercambiáveis na monitorização da terapêutica antiplaquetária [100].

Comparando o PFA-100 e o VerifyNow com a agregação por transmissão de luz em 484 pacientes com DAC em terapia antiplaquetária dupla submetidos à ICP, foram observadas correlações significativas entre os três métodos, embora houvesse variações no nível de sensibilidade, sugerindo que os valores de corte para esses testes deveriam ser refinados para serem clinicamente relevantes [40]. Em outro estudo, o MEA, o PFA-100 e a agregometria por transmissão luminosa produziram resultados semelhantes quando utilizados para detetar os efeitos da aspirina e do clopidogrel em 70 pacientes pré-operatórios submetidos à CRM eletiva [101]. No entanto, um estudo prospetivo recente, que examinou a relação entre a função plaquetária pré-operatória e o sangramento perioperatório em 50 pacientes submetidos à CRM sem circulação extracorpórea, encontrou pouca correlação entre os testes de função plaquetária VerifyNow, PlateletWorks, TEG e a agregometria por transmissão de luz, e também nenhuma correlação com o sangramento perioperatório [102]. Estes resultados põem em causa a utilidade destes testes no local de prestação de cuidados para orientar as decisões de gestão dos doentes. Além disso, o PFA-100 e o PlateletWorks têm uma sensibilidade limitada para os inibidores da ciclo-oxigenase e os antagonistas P2Y12, enquanto o Platelet Mapping, o Impact Cone e o Platelet Analyzer e o VerifyNow ficam aquém da agregometria plaquetária laboratorial padrão em termos de sensibilidade [103]. Estas limitações podem restringir a sua utilidade clínica no período perioperatório em doentes de cirurgia cardíaca.

A falta de concordância entre a maioria destes estudos pode ser parcialmente atribuída ao facto de os testes se basearem em princípios diferentes, utilizarem agonistas diferentes e medirem aspectos diferentes da função plaquetária. No entanto, a variação considerável e a falta de correlação entre estes estudos realça claramente a variabilidade significativa dos testes de função plaquetária e sublinha a necessidade de mais estudos para validar a eficácia clínica dos actuais testes de função plaquetária no local de prestação de cuidados na previsão precisa dos resultados clínicos imediatos e a longo prazo dos doentes de cirurgia cardíaca.

7 Conclusões e perspectivas :

É essencial encontrar um equilíbrio delicado entre o risco de hemorragia excessiva e os eventos trombóticos para os doentes cardíacos em terapêutica antiplaquetária que possam necessitar de cirurgia cardíaca. Os testes de função plaquetária no local de atendimento podem facilitar o desenvolvimento de um plano de tratamento e gestão personalizado, como o aumento, a redução ou a interrupção da terapia antiplaquetária, e podem ajudar a determinar com precisão quando é seguro realizar uma cirurgia cardíaca. Os testes de função plaquetária no local de atendimento têm sido usados para avaliar o grau de inibição plaquetária e têm demonstrado prever corretamente eventos cardíacos adversos maiores [39], bem como identificar pacientes em risco de hemorragia excessiva e a necessidade de transfusão de produtos sanguíneos. A previsão precoce destes eventos pode permitir que os laboratórios de transfusão tenham unidades adequadas de produtos de transfusão testados e cruzados, melhorando assim a preparação para emergências. Por conseguinte, pode argumentar-se que o teste da função plaquetária no local de prestação de cuidados trouxe uma melhoria significativa nos cuidados e na gestão de doentes cardíacos em terapêutica plaquetária submetidos a cirurgia cardíaca. Isto deve-se, em parte, ao facto de os testes de função plaquetária no local de prestação de cuidados permitirem o tratamento e a gestão dos doentes com base em provas, fornecendo resultados imediatos sobre o estado do doente para orientar e acelerar os processos de transfusão, bem como o início e a interrupção da terapêutica antiplaquetária.

Para além de melhorar os cuidados prestados aos doentes e os resultados clínicos, os testes da função plaquetária no local de prestação de cuidados ajudaram a reduzir os custos, reduzindo os tempos de espera dos doentes internados submetidos a cirurgia cardíaca. Os testes de função plaquetária no local de prestação de cuidados também reduziram os custos ao diminuir significativamente o número de transfusões desnecessárias [81]. Este facto é apoiado por relatórios recentes que demonstram que os algoritmos de transfusão baseados em testes de coagulação e função plaquetária no local de prestação de cuidados estão associados a uma redução das transfusões [12, 20, 104], reduzindo assim os custos e melhorando a gestão da hemorragia pós-cirurgia cardíaca. Além disso, a redução do número de transfusões diminui o risco de aloimunização e outros efeitos colaterais da transfusão.

O facto de a maioria dos testes de função plaquetária aqui analisados utilizar sangue total tem a vantagem de permitir a interação entre os factores de coagulação do plasma, as plaquetas e os glóbulos vermelhos, resultando em medições fisiologicamente mais relevantes. No entanto, os testes de função plaquetária no local de prestação de cuidados que podem reproduzir todas as condições fisiológicas (papel do subendotélio, contribuição dos glóbulos vermelhos e condições de elevado cisalhamento), embora altamente desejáveis, ainda não existem. A investigação atual deve centrar-se nesta área, uma vez que irá melhorar a relevância clínica dos testes de função plaquetária no local de prestação de cuidados em doentes de cirurgia cardíaca.

Outro aspeto importante é o facto de os diferentes testes medirem diferentes parâmetros da função plaquetária e utilizarem diferentes agonistas, o que torna difícil a comparação direta do valor clínico destes testes. Esta situação é ainda mais complicada pelas grandes diferenças entre as populações estudadas em termos de patologia cardíaca, risco elevado ou baixo de eventos tromboembólicos, tipos de procedimentos/cirurgias, grupos etários (adultos ou pediátricos), diferentes terapêuticas antiplaquetárias (alguns doentes podem receber inibidores plaquetários mais potentes), diferentes desenhos de estudo (prospectivos, transversais, retrospectivos ou observacionais) e números variáveis de doentes estudados. São necessários mais estudos clínicos para validar e normalizar cada um dos testes de função plaquetária em diferentes contextos, de modo a eliminar a enorme variabilidade na previsão da perda de sangue e das necessidades de transfusão. Isto minimizará os perigos associados à previsão incorrecta de eventos trombóticos em cirurgia cardíaca (hemorragia excessiva e embolia) e ajudará a salvar mais vidas.

No entanto, mesmo em estudos onde vários testes de função plaquetária foram comparados em contextos semelhantes, alguns relataram uma falta de correlação e falta de semelhança entre os testes [40, 101]. Por conseguinte, são necessários mais estudos clínicos para estabelecer valores de corte uniformes para prever o risco de hemorragia ou trombose a partir de vários testes de função plaquetária no ponto de intervenção e para chegar a um consenso sobre os factores que desencadeiam a transfusão. Isto contribuirá para a implementação generalizada de directrizes sobre quando intervir para melhorar os resultados clínicos em doentes de cirurgia cardíaca. A falta de concordância entre os diferentes testes de função plaquetária no local de prestação de cuidados sugere fortemente que a prática futura no tratamento e cuidados de doentes de cirurgia cardíaca em terapêutica anti-plaquetária dupla poderá ter de se basear numa combinação de testes de função plaquetária realizados em simultâneo, para prever com precisão o risco de hemorragia e eventos trombóticos. No entanto, isto teria implicações consideráveis em termos de custos, uma vez que os testes no local de prestação de cuidados são geralmente dispendiosos.

Declarações

Aprovação ética e consentimento de participação: Não aplicável

Consentimento para publicação: Não aplicável

Disponibilidade de dados e equipamentos: Não aplicável

Interesses concorrentes : NENHUM

Declaração de financiamento: Não aplicável

Agradecimentos : Não aplicável

<u>**Referências :**</u>

1. Bracey AW, Radovancevic R, Radovancevic B, McAllister HA, Jr, Vaughn WK, Cooley DA: **Blood use in patients undergoing repeat coronary artery bypass graft procedures: multivariate analysis.** *Transfusion* 1995, **35**(10):850-854.

2. Ferraris VA, Ferraris SP, Saha SP, Hessel EA, 2º, Haan CK, Royston BD,

3. Bridges CR, Higgins RS, Despotis G, Brown JR *et al:* **Transfusão sanguínea perioperatória e conservação de sangue em cirurgia cardíaca: a Sociedade de Cirurgiões Torácicos e a Sociedade de Anestesiologistas Cardiovasculares directrizes de prática clínica.** *The Annals of thoracic surgery* 2007, **83**(5)

4. Suplemento):S27-86.

5. Vretzakis G, Kleitsaki A, Aretha D, Karanikolas M: **Gestão do equilíbrio de fluidos intra-operatórios e técnicas de conservação de sangue em cirurgia cardíaca de adultos.** *The heart surgery forum* 2011, **14**(1):E28-39.

6. Blanchette VS, Sparling C, Turner C: **Distúrbios hemorrágicos hereditários.** *Bailliere's clinical haematology* 1991, **4**(2):291-332.

7. Nurden P, Nurden AT: **Doenças congénitas associadas a disfunções plaquetárias.** *Thrombosis and haemostasis* 2008, **99**(2):253-263.

8. Ramasamy I: **Distúrbios hemorrágicos hereditários: distúrbios de adesão e agregação plaquetária.** *Revisões críticas em oncologia/hematologia* 2004, **49**(1):1-35.

9. Bennett JS, Kolodziej MA: **Distúrbios da função plaquetária.** *Disease-a-month: DM* 1992, **38**(8):577-631.

10. Montoro-Garcia S, Schindewolf M, Stanford S, Larsen OH, Thiele T: **O papel das plaquetas no tromboembolismo venoso**. *Seminários em trombose e hemostasia* 2016, **42**(3):242-251.

11. Mangiacapra F, Barbato E: **Implicações clínicas da interação plaquetas-vasos**. *Journal of cardiovascular translational research* 2013, **6**(3):310- 315.

12. Davis BA, Allard S, Qureshi A, Porter JB, Pancham S, Win N, Cho G, Ryan K: **Guidelines for red cell transfusion in sickle cell disease. Parte I: princípios e aspectos laboratoriais**. *Jornal britânico de hematologia* 2017, **176**(2):179-191.

13. Rosengart TK, Romeiser JL, White LJ, Fratello A, Fallon E, Senzel L, Shroyer

14. AL: **A atividade plaquetária medida por um ensaio de resposta rápida identifica os doentes de CABG com risco acrescido de complicações hemorrágicas e transfusionais após a administração de clopidogrel**. *The Journal of thoracic and cardiovascular surgery* 2013, **146**(5):1259-1266,

15. 1266.e1251; discussão 1266.

16. Corredor C, Wasowicz M, Karkouti K, Sharma V: **O papel do teste de função plaquetária no local de atendimento na previsão de sangramento pós-operatório após cirurgia cardíaca: uma revisão sistemática e meta-análise**. *Anaesthesia* 2015, **70**(6):715-731.

17. Dalen M, van der Linden J, Lindvall G, Ivert T: **Correlação entre o teste de função plaquetária no local de atendimento e a hemorragia após cirurgia da artéria coronária**. *Scandinavian cardiovascular journal: SCJ* 2012, **46**(1):32-38.

18. Despotis GJ, Joist JH, Goodnough LT: **Monitorização da hemostase em doentes de cirurgia cardíaca: impacto dos testes no local de prestação de**

cuidados na perda de sangue e nos resultados da transfusão. *Clinical chemistry* 1997, **43**(9):1684-1696.

19. Reed GW, Kumar A, Guo J, Aranki S, Shekar P, Agnihotri A, Maree AO, McLean DS, Rosenfield K, Cannon CP: **O teste de função plaquetária no local de atendimento prevê sangramento em pacientes expostos ao clopidogrel submetidos à cirurgia de revascularização do miocárdio: Verificar TIMI 45 pré-operatório - um estudo piloto.** *Clinical cardiology* 2015, **38**(2):92-98.

20. Lev EI, Ramchandani M, Garg R, Wojciechowski Z, Builes A, Vaduganathan M, Tripathy U, Kleiman NS: **Response to aspirin and clopidogrel in patients scheduled for cardiovascular surgery.** *Journal of thrombosis and thrombolysis* 2007, **24**(1):15-21.

21. Kendall J, Reeves B, Clancy M: **Point of care testing: randomised controlled trial of clinical outcome.** *BMJ (Clinical research ed)* 1998, **316**(7137):1052-1057.

22. Levi M, Hunt BJ: **Uma avaliação crítica dos testes de coagulação no local de atendimento em pacientes criticamente doentes.** *Journal of thrombosis and haemostasis: JTH* 2015, **13**(11):1960-1967.

23. Junker R, Schlebusch H, Luppa PB: **Testes no local de prestação de cuidados em hospitais e cuidados primários.** *Deutsches Arzteblatt international* 2010, **107**(33):561-567.

24. Bolliger D, Tanaka KA: **Teste de coagulação no local de atendimento em cirurgia cardíaca.** *Seminários em trombose e hemostasia* 2017, **43**(4):386-396.

25. Paniccia R, Priora R, Alessandrello Liotta A, Abbate R: **Testes de função**

plaquetária: uma revisão comparativa. *Saúde Vascular e Gestão de Riscos* 2015, **11**:133148.

26. Paniccia R, Priora R, Liotta AA, Abbate R: **Testes de função plaquetária: uma revisão comparativa**. *Vasc Health Risk Manag* 2015, **11**:133-148.

27. Mercado N, Wijns W, Serruys PW, Sigwart U, Flather MD, Stables RH, O'Neill WW, Rodriguez A, Lemos PA, Hueb WA *et al:* **One-year outcomes of coronary artery bypass graft surgery versus percutaneous coronary intervention with multiple stenting for multisystem disease: a metaanalysis of individual patient data from randomized clinical trials**. *The Journal of thoracic and cardiovascular surgery* 2005, **130**(2):512-519.

28. Mehta SR, Yusuf S: **Terapia antiplaquetária oral de curto e longo prazo em síndromes coronárias agudas e intervenção coronária percutânea**. *Journal of the American College of Cardiology* 2003, **41**(4 Suppl S):79s-88s.

29. Ferraris VA, Ferraris SP, Saha SP: **Fármacos antiplaquetários: mecanismos e riscos de hemorragia após operações cardíacas**. *A revista internacional de angiologia: publicação oficial do Colégio Internacional de Angiologia, Inc* 2011, **20**(1) : 1-18.

30. Dickinson KJ, Troxler M, Homer-Vanniasinkam S: **A aplicação cirúrgica de testes de hemostase e de função plaquetária no local de prestação de cuidados**. *The British journal of surgery* 2008, **95**(11):1317-1330.

31. Paniccia R, Antonucci E, Gori AM, Marcucci R, Giglioli C, Antoniucci D, Gensini GF, Abbate R, Prisco D: **Diferentes metodologias para avaliar o efeito do clopidogrel na função plaquetária em pacientes com doença arterial**

coronária de alto risco. *Journal of thrombosis and haemostasis : JTH* 2007, **5**(9):1839-1847.

32. Paniccia R, Antonucci E, Maggini N, Miranda M, Gori AM, Marcucci R, Giusti B, Balzi D, Prisco D, Abbate R: **Comparação de métodos para monitorizar a reatividade plaquetária residual após o clopidogrel através de testes de sangue total no local de prestação de cuidados em doentes de alto risco.** *Thrombosis and haemostasis* 2010, **104**(2):287-292.

33. Janssen PW, ten Berg JM, Hackeng CM: **A utilização de testes de função plaquetária em doentes com ICP e CABG.** *Blood reviews* 2014, **28**(3):109-121.

34. Mishra PK, Thekkudan J, Sahajanandan R, Gravenor M, Lakshmanan S, Fayaz KM, Luckraz H: **O papel da avaliação da função plaquetária no local de atendimento na previsão de sangramento pós-operatório e necessidades de transfusão após cirurgia de revascularização do miocárdio.** *Anais de anestesia cardíaca* 2015, **18**(1):45-51.

35. Ellis J, Valencia O, Crerar-Gilbert A, Phillips S, Meeran H, Sharma V: **Point-of-care platelet function testing to predict blood loss after coronary artery bypass grafting surgery: a prospective observational pilot study** . *Perfusão* 2016.

36. Poston R, Gu J, Manchio J, Lee A, Brown J, Gammie J, White C, Griffith BP: **Os testes de função plaquetária prevêem hemorragias e eventos trombóticos após cirurgia de bypass coronário sem bomba^.** *European Journal of Cardio-Thoracic Surgery* 2005, **27**(4):584-591.

37. Avidan MS, Alcock EL, Da Fonseca J, Ponte J, Desai JB, Despotis GJ, Hunt BJ:

Comparação da utilização estruturada de testes laboratoriais de rotina ou da avaliação próxima do doente com a apreciação clínica na gestão da hemorragia após cirurgia cardíaca. *British journal of anaesthesia* 2004, **92**(2):178-186.

38. Ak K, Isbir CS, Tetik S, Atalan N, Tekeli A, Aljodi M, Civelek A, Arsan S: **O algoritmo de transfusão baseado na tromboelastografia reduz a utilização de produtos sanguíneos após uma cirurgia de revascularização miocárdica electiva: um estudo prospetivo aleatório**. *Journal of Cardiac Surgery* 2009, **24**(4):404-410.

39. Cayla G, Cuisset T, Silvain J, Leclercq F, Manzo-Silberman S, Saint-Etienne C, Delarche N, Bellemain-Appaix A, Range G, El Mahmoud R *et al*: **Monitorização da função plaquetária para ajustar a terapêutica antiplaquetária em doentes idosos submetidos a stent por síndrome coronária aguda (ANTARCTIC): um ensaio de superioridade controlado, aleatório, aberto, cego e de ponto final**. *Lancet (Londres, Inglaterra)* 2016, **388**(10055):2015-2022.

40. Dichiara J, Bliden KP, Tantry US, Chaganti SK, Kreutz RP, Gesheff TB, Kreutz Y, Gurbel PA: **A função plaquetária medida pelo VerifyNow identifica uma reatividade plaquetária elevada generalizada em doentes tratados com aspirina**. *Platelets* 2007, **18**(6):414-423.

41. Agarwal S, Coakley M, Reddy K, Riddell A, Mallett S: **Quantificação do efeito da terapêutica antiplaquetária: uma comparação entre o analisador da função plaquetária (PFA-100) e a tromboelastografia modificada (mTEG) com a agregometria plaquetária por transmissão de luz**. *Anesthesiology* 2006,

105(4):676-683.

42. Lordkipanidze M, Pharand C, Schampaert E, Turgeon J, Palisaitis DA, Diodati JG: **A comparison of six major platelet function tests to determine the prevalence of aspirin resistance in patients with stable coronary artery disease**. *European heart journal* 2007, **28**(14):1702-1708.

43. Michelson AD, Frelinger AL, 3rd, Furman MI: **Opções actuais em testes de função plaquetária**. *The American journal of cardiology* 2006, **98**(10a):4n-10n.

44. Paniccia R, Antonucci E, Gori AM, Marcucci R, Poli S, Romano E, Valente S, Giglioli C, Fedi S, Gensini GF *et al*: **Comparação de diferentes métodos para avaliar o efeito da aspirina na função plaquetária em doentes de alto risco com doença cardíaca isquémica que recebem terapia antiplaquetária dupla**. *American*

45. *Journal of Clinical Pathology* 2007, **128**(1): 143-149.

46. Paniccia R, Antonucci E, Maggini N, Romano E, Gori AM, Marcucci R, Prisco D, Abbate R: **Avaliação da função plaquetária no sangue total por agregometria de eléctrodos múltiplos em doentes de alto risco com doença arterial coronária a receber terapêutica antiplaquetária**. *American journal of clinical pathology* 2009, **131**(6):834-842.

47. Price MJ, Teirstein PS: **Dinâmica da recuperação funcional das plaquetas após uma dose de carga de clopidogrel em voluntários saudáveis**. *The American journal of cardiology* 2008, **102**(6):790-795.

48. Francis JL : **Disfunção plaquetária detectada em alto cisalhamento em pacientes com doença valvular cardíaca**. *Platelets* 2000, **11** (3): 133-136.

49. Lasne D, Fiemeyer A, Chatellier G, Chammas C, Baron JF, Aiach M: **Estudo das funções plaquetárias com um novo analisador de alta tensão de cisalhamento (HSS).**

50. **100) em doentes submetidos a cirurgia de revascularização do miocárdio.** *Thrombosis and haemostasis* 2000, **84**(5):794-799.

51. Forestier F, Coiffic A, Mouton C, Ekouevi D, Chene G, Janvier G : **Testes de função** plaquetária **no local de atendimento em cirurgia cardíaca pós-bypass: são relevantes?** *British journal of anaesthesia* 2002, **89**(5):715-721.

52. Fattorutto M, Pradier O, Schmartz D, Ickx B, Barvais L: **Does platelet function analyser (PFA-100) predict blood loss after cardiopulmonary bypass?** *British journal of anaesthesia* 2003, **90**(5):692-693.

53. Hertfelder HJ, Bos M, Weber D, Winkler K, Hanfland P, Preusse CJ: **Monitorização perioperatória da hemostase primária e secundária na cirurgia de revascularização do miocárdio.** *Seminars in thrombosis and hemostasis* 2005, **31**(4):426-440.

54. Slaughter TF, Sreeram G, Sharma AD, El-Moalem H, East CJ, Greenberg CS: **Disfunção plaquetária reversível mediada por cisalhamento durante a cirurgia cardíaca, avaliada pelo analisador de função plaquetária PFA-100.** *Blood coagulation & fibrinolysis : an international journal in haemostasis and thrombosis* 2001, **12**(2):85-93.

55. Raman S, Silverman NA: **Utilidade clínica do analisador de função plaquetária (PFA-100) em procedimentos cardiotorácicos que envolvem circulação extracorporal.** *The Journal of thoracic and cardiovascular surgery* 2001,

122(1):190-191.

56. Coakley M, Self R, Marchant W, Mackie I, Mallett SV, Mythen M: **Utilização do analisador da função plaquetária (PFA-100) para quantificar o efeito de uma dose baixa de aspirina em doentes com doença cardíaca isquémica**. *Anaesthesia* 2005, **60**(12):1173-1178.

57. Bevilacqua S, Alkodami AA, Volpi E, Cerillo AG, Berti S, Glauber M, Gianetti J: **Estratificação de risco após cirurgia de revascularização do miocárdio utilizando testes de função plaquetária no local de atendimento**. *The Annals of thoracic surgery* 2009, **87**(2):496-502.

58. Chen HY, Chou P: **A resistência à aspirina medida pelo PFA-100 é o fator mais importante na resistência à aspirina**.

59. **Fator de risco predominante para eventos cardiovasculares hospitalizados em doentes tratados com aspirina: um estudo de coorte de 5 anos**. *Jornal de farmácia clínica e terapêutica* 2017.

60. Gianetti J, Parri MS, Della Pina F, Marchi F, Koni E, De Caterina A, Maffei S,

61. Berti S: **O antigénio do fator de Von Willebrand prevê a resposta a uma dose dupla de aspirina e clopidogrel através do PFA-100 em doentes submetidos a angioplastia primária por enfarte do miocárdio com elevação do segmento ST**.

62. *TheScientificWorldJournal* 2013, **2013**:313492.

63. Prohaska W, Zittermann A, Luth JU, Inoue K, Koster-Eiserfunke W, Baller D, Korfer R, Kleesiek K: **Prevalent platelet dysfunction in patients with aortic valve disease**. *The Journal of heart valve disease* 2008, **17**(5):542-547.

64. Sucker C, Litmathe J, Feindt P, Zotz R: **Analisador da função plaquetária (PFA-100) como uma ferramenta útil para a previsão das necessidades de transfusão durante a substituição da válvula aórtica**. *The Thoracic and cardiovascular surgeon* 2011, **59**(4):233-236.

65. Fries D, Innerhofer P, Streif W, Schobersberger W, Margreiter J, Antretter H, Hormann C: **Monitorização da coagulação e gestão da anticoagulação durante o suporte do dispositivo de assistência cardíaca**. *The Annals of thoracic surgery* 2003, **76**(5):1593-1597.

66. Smith JW, Steinhubl SR, Lincoff AM, Coleman JC, Lee TT, Hillman RS, Coller

67. BS: **Teste rápido da função plaquetária: um teste automatizado e quantitativo da função plaquetária.**

68. **método do cartucho**. *Circulation* 1999, **99**(5):620-625.

69. Malinin AI, Atar D, Callahan KP, McKenzie ME, Serebruany VL: **Effect of a single dose of aspirin on platelets in humans with multiple risk factors for coronary heart disease**. *European journal of pharmacology* 2003, **462**(1- 3):139-143.

70. Christiaens L, Macchi L: **Monitorização do efeito dos fármacos antiplaquetários em doentes com doença arterial coronária: qual é o verdadeiro impacto clínico?** *Farmacologia vascular atual* 2007, **5**(4):293-301.

71. Chen WH, Lee PY, Ng W, Tse HF, Lau CP: **A resistência à aspirina está associada a uma elevada incidência de mionecrose após intervenção coronária percutânea não urgente, apesar do pré-tratamento com clopidogrel**. *Journal of the American College of Cardiology* 2004, **43**(6):1122-

1126.

72. Alstrom U, Granath F, Oldgren J, Stahle E, Tyden H, Siegbahn A : **Inibição plaquetária avaliada com VerifyNow, citometria de fluxo e PlateletMapping em doentes submetidos a cirurgia cardíaca**. *Thrombosis research* 2009, **124**(5):572-577.

73. Bedeir K, Bliden K, Tantry U, Gurbel PA, Mahla E: **Momento da cirurgia de bypass coronário em pacientes que recebem clopidogrel: o papel do VerifyNow**. *Revista canadiana de cardiologia* 2016, **32**(6):724-725.

74. Welsh KJ, Dasgupta A, Nguyen AN, Wahed A: **Utilidade do VerifyNow para a identificação no local de atendimento de um efeito de aspirina antes da cirurgia cardíaca de emergência**. *Anais de ciências clínicas e laboratoriais* 2015, **45**(4):377-381.

75. Emani S, Trainor B, Zurakowski D, Baird CW, Fynn-Thompson FE, Pigula FA, Emani SM: **A falta de resposta à aspirina prediz trombose em pacientes pediátricos de alto risco após cirurgia cardíaca**. *The Journal of thoracic and cardiovascular surgery* 2014, **148**(3):810-814; discussão 814-816.

76. Ko YG, Suh JW, Kim BH, Lee CJ, Kim JS, Choi D, Hong MK, Seo MK, Youn TJ, Chae IH *et al:* **Comparação de 2 testes de função plaquetária no local de atendimento, VerifyNow Assay e Multiple Electrode Platelet Aggregometry, para prever resultados clínicos precoces em pacientes submetidos a intervenção coronária percutânea**. *American heart journal* 2011, **161**(2):383-390.

77. Mahmud E, Ang L: **Teste da função plaquetária na prática: um relato de caso**.

Revisões em medicina cardiovascular 2011, **12 Suppl 1**:S34-39.

78. Yang TH, Kim DI, Kim DK, Jang JS, Kim U, Seol SH, Kim DK, Hong GR, Park JS, Shin DG *et al:* **Deteção da hiporesponsividade ao clopidogrel utilizando um ensaio no local de prestação de cuidados e o impacto da administração adicional de cilostazol após a implantação de um stent coronário em doentes diabéticos.** *The Korean journal of internal medicine* 2011,**26**(2):145-152.

79. Mangiacapra F, Barbato E, Patti G, Gatto L, Vizzi V, Ricottini E, D'Ambrosio A, Wijns W, Di Sciascio G: **Avaliação da reatividade plaquetária após clopidogrel no local de prestação de cuidados para prever a mionecrose em doentes submetidos a intervenção coronária.** *JACC Cardiovascular interventions* 2010, **3**(3):318- 323.

80. Takiuchi H, Tanemoto K: **Momento ideal para a descontinuação do clopidogrel em pacientes japoneses: teste de agregação plaquetária utilizando o sistema VerifyNow(R).** General *thoracic and cardiovascular surgery* 2015, **63**(11):601 -606.

81. Price MJ, Berger PB, Teirstein PS, Tanguay JF, Angiolillo DJ, Spriggs D, Puri S, Robbins M, Garratt KN, Bertrand OF *et al:* **Standard- vs high-dose clopidogrel based on platelet function testing after percutaneous coronary intervention: the GRAVITAS randomized trial.** *Jama* 2011, **305**(11):1097-1105.

82. Trenk D, Stone GW, Gawaz M, Kastrati A, Angiolillo DJ, Muller U, Richardt G, Jakubowski JA, Neumann FJ: **Um ensaio aleatório de prasugrel versus clopidogrel em doentes com reatividade plaquetária elevada ao clopidogrel após intervenção coronária percutânea electiva com implantação de stent**

farmacológico: Resultados do estudo Testing Platelet Reactivity In Patients Undergoing Elective Stent Placement on Clopidogrel to Guide Alternative Therapy With Prasugrel (TRIGGER-PCI). *Jornal do Colégio Americano de Cardiologia* 2012, **59**(24):2159-2164.

83. Erlinge D, Gurbel PA, James S, Lindahl TL, Svensson P, Ten Berg JM, Foley DP, Wagner H, Brown PB, Luo J *et al:* **Prasugrel 5 mg em pessoas muito idosas atenua a inibição plaquetária mas mantém a não inferioridade em relação ao prasugrel 10 mg em pacientes não idosos: o ensaio GENERATIONS, um estudo farmacodinâmico e farmacocinético em pacientes com doença arterial coronária estável.** *Journal of the American College of Cardiology* 2013, **62**(7):577-583.

84. Collet JP, Cuisset T, Range G, Cayla G, Elhadad S, Pouillot C, Henry P, Motreff P, Carrie D, Boueri Z *et al:* **Monitorização à beira do leito para ajustar a terapia antiplaquetária para stent coronário.** *The New England journal of medicine* 2012, **367**(22):2100-2109.

85. Campbell J, Ridgway H, Carville D: **Plateletworks: a novel point of care platelet function screen.** *Molecular diagnosis & therapy* 2008, **12**(4):253-258.

86. Breet NJ, van Werkum JW, Bouman HJ, Kelder JC, Ruven HJ, Bal ET, Deneer VH, Harmsze AM, van der Heyden JA, Rensing BJ *et al*: **Comparison of platelet function tests in predicting clinical outcome in patients undergoing coronary stent implantation.** *Jama* 2010, **303**(8):754-762.

87. Ostrowsky J, Foes J, Warchol M, Tsarovsky G, Blay J: **Plateletworks platelet function test compared to the thromboelastograph for prediction of**

postoperative outcomes. *The journal of extra-corporeal technology* 2004, **36**(2):149-152.

88. Holm M, Dalen M, Tornvall P, van der Linden J: **Point-of-care testing of clopidogrel-mediated platelet inhibition and risk for cardiovascular events after coronary angiography with or without percutaneous coronary intervention**. *Blood coagulation & fibrinolysis: an international journal in haemostasis and thrombosis* 2014, **25**(6):577-584.

89. Holm M, Tornvall P, Dalen M, van der Linden J: **Correlação entre o teste de função plaquetária no local de atendimento e a hemorragia após a angiografia coronária sob duas definições diferentes de hemorragia**. *The American journal of cardiology* 2014, **114**(9):1347-1353.

90. Lennon MJ, Gibbs NM, Weightman WM, McGuire D, Michalopoulos N: **A comparison of Plateletworks and platelet aggregometry for the assessment of aspirin-related platelet dysfunction in cardiac surgical patients**. *Journal of cardiothoracic and vascular anesthesia* 2004, **18**(2):136- 140.

91. Toth O, Calatzis A, Penz S, Losonczy H, Siess W: **Agregometria de eléctrodos múltiplos: um novo dispositivo para medir a agregação plaquetária no sangue total**. *Thrombosis and haemostasis* 2006, **96**(6):781-788.

92. Agarwal S, Johnson RI, Shaw M: **Teste de função plaquetária pré-operatório no ponto de atendimento em cirurgia cardíaca**. *Journal of cardiothoracic and vascular anaesthesia* 2015, **29**(2):333-341.

93. Mengistu AM, Mayer J, Boldt J, Rohm KD, Suttner SW: **Utilidade da monitorização da função plaquetária por agregometria multi-electrodo na**

cirurgia de revascularização do miocárdio primária. *Journal of cardiothoracic and vascular anesthesia* 2011,**25**(1):42-47.

94. Petricevic M, Biocina B, Milicic D, Konosic S, Ivancan V, Milosevic M, Burcar I, Gasparovic H: **Avaliação do risco de hemorragia utilizando agregometria de eléctrodos múltiplos em doentes após cirurgia de revascularização do miocárdio**. *Journal of thrombosis and thrombolysis* 2013, **35**(1):31 -40.

95. **Tromboelastometria em pacientes após cirurgia cardíaca**. *Journal of thrombosis and thrombolysis* 2013, **36**(4):514-526.

96. Rahe-Meyer N, Winterhalter M, Boden A, Froemke C, Piepenbrock S, Calatzis A, Solomon C: **Transfusão de concentrados de plaquetas em cirurgia cardíaca e avaliação da função plaquetária por agregometria multi-electrodo**. *Ata anaesthesiologica Scandinavica* 2009, **53**(2):168-175.

97. Solomon C, Hartmann J, Osthaus A, Schochl H, Raymondos K, Koppert W, Rahe-Meyer N: **Transfusão de concentrados de** plaquetas **em cirurgia cardíaca em relação à avaliação pré-operatória da adesão e agregação plaquetárias no local de prestação de cuidados**. *Platelets* 2010, **21**(3):221-228.

98. Siller-Matula JM, Christ G, Lang IM, Delle-Karth G, Huber K, Jilma B: **A agregometria de eléctrodos múltiplos prevê melhor a trombose do stent do que o ensaio de fosforilação de fosfoproteínas estimulado por vasodilatadores**. *Journal of thrombosis and haemostasis : JTH* 2010, **8**(2):351-359.

99. Petricevic M, Biocina B, Konosic S, Burcar I, Siric F, Mihaljevic MZ, Ivancan V, Svetina L, Gasparovic H: **Definição da resistência ao ácido acetilsalicílico**

utilizando a agregometria de impedância do sangue total em doentes submetidos a cirurgia coronária. *Collegium antropologicum* 2013, **37**(3):833-839.

100.   Hofer A, Kozek-Langenecker S, Schaden E, Panholzer M, Gombotz H: **Avaliação da agregação plaquetária no local de atendimento em cirurgia cardíaca aberta pediátrica**. *British journal of anaesthesia* 2011, **107**(4):587-592.

101.   Ranucci M, Carlucci C, Isgro G, Baryshnikova E: **Um estudo piloto prospetivo da função plaquetária e sua relação com o sangramento pós-operatório em cirurgia cardíaca pediátrica**. *Minerva anestesiologica* 2012, **78**(5):556-563.

102.   Ranucci M, Baryshnikova E, Crapelli GB, Ranucci M, Meloni S, Pistuddi V: **Electric impedance platelet aggregometry in cardiac surgery patients: Um estudo comparativo de duas tecnologias**. *Plaquetas* 2016, **27**(3):185-190.

103.   Spectre G, Brill A, Gural A, Shenkman B, Touretsky N, Mosseri E, Savion N, Varon D: **Um novo método de monitorização da terapêutica antiplaquetária no local de prestação de cuidados: aplicação do analisador de cones e plaquetas**. *Platelets* 2005, **16**(5):293- 299.

104.   Savion N, Varon D: **Impacto - o analisador de cones e placas: teste da função plaquetária e da resposta a medicamentos antiplaquetários**. *Pathophysiologie de l'hémostase et de la thrombose* 2006, **35**(1 -2):83-88.

105.   Agarwal S, Johnson RI, Kirmani BH: **Teste de Função Plaquetária Pré e Pós-Bypass com Agregometria de Múltiplos Eletrodos e Mapeamento Plaquetário TEG em Cirurgia Cardíaca**. *Journal of cardiothoracic and vascular*

anesthesia 2015, **29**(5):1272-1276.

106.	Shenkman B, Einav Y, Salomon O, Varon D, Savion N: **Testing agonist-induced platelet aggregation by the Impact-R [Cone and plate(let) analyzer (CPA)]**. *Platelets* 2008, **19**(6):440-446.

107.	Weitzel NS, Weitzel LB, Epperson LE, Karimpour-Ford A, Tran ZV, Seres T: **Mapeamento de plaquetas como parte da tromboelastografia modificada (TEG(R)) em pacientes submetidos a cirurgia cardíaca e circulação extracorpórea**. *Anaesthesia* 2012, **67**(10):1158-1165.

108.	Chowdhury M, Shore-Lesserson L, Mais AM, Leyvi G: **O tromboelastograma com mapeamento de plaquetas (TM) prevê a drenagem pós-operatória do dreno torácico em pacientes submetidos à cirurgia de revascularização do miocárdio**. *Journal of cardiothoracic and vascular anesthesia* 2014, **28**(2):217-223.

109.	Michelson AD: **Métodos para a medição da função plaquetária**. *The American journal of cardiology* 2009, **103**(3 Suppl):20a-26a.

110.	Madan M, Berkowitz SD, Christie DJ, Jennings LK, Smit AC, Sigmon KN, Glazer S, Tcheng JE: **Avaliação rápida do bloqueio da glicoproteína IIb/IIIa com o analisador da função plaquetária (PFA-100) durante a intervenção coronária percutânea**. *American heart journal* 2001,**141**(2):226-233.

111.	Hezard N, Metz D, Nazeyrollas P, Droulle C, Potron G, Nguyen P: **PFA-100 e citometria de fluxo: podem desafiar a agregometria para avaliar os agentes antiplaquetários, para além dos bloqueadores GPIIbIIIa, na angioplastia coronária?** *Thrombosis research* 2002, **108**(1):43-47.

112.	Velik-Salchner C, Maier S, Innerhofer P, Streif W, Klingler A, Kolbitsch C, Fries D: **Agregometria de impedância no sangue total no local de prestação de cuidados versus agregometria clássica de transmissão de luz para deteção de aspirina e clopidogrel: resultados de um estudo piloto**. *Anesthesia and analgesia* 2008, **107**(6):1798- 1806.

113.	Berger PB, Kirchner HL, Wagner ES, Ismail-Sayed I, Yahya S, Benoit C, Blankenship JC, Carter R, Casale AS, Green SM *et al*: **Does Preoperative**

114.	**A função plaquetária prediz sangramento em pacientes submetidos à cirurgia de revascularização do miocárdio sem circulação extracorpórea?** *Journal of interventional cardiology* 2015, **28**(3):223-232.

115.	Gibbs NM: **Avaliação point-of-care de agentes antiplaquetários no período perioperatório: uma revisão**. *Anaesthesia and intensive care* 2009, **37**(3):354-369.

116.	Karkouti K, McCluskey SA, Callum J, Freedman J, Selby R, Timoumi T, Roy D, Rao V: **Avaliação de um novo algoritmo de transfusão empregando testes de coagulação no local de atendimento em cirurgia cardíaca: um estudo de coorte retrospetivo com análise de séries temporais interrompidas**. Anesthesiology2015, **122**(3):560-570.

Conteúdo

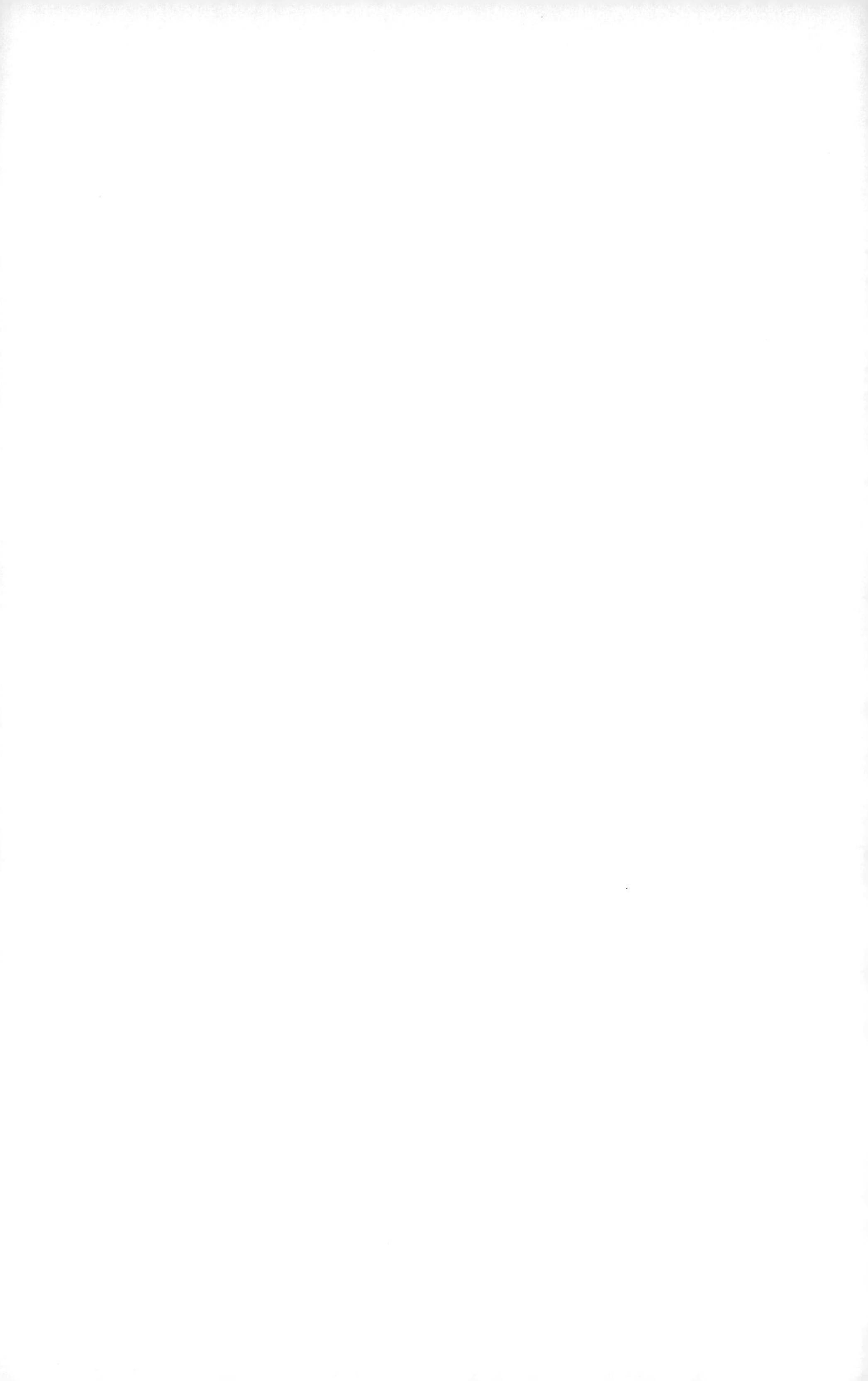

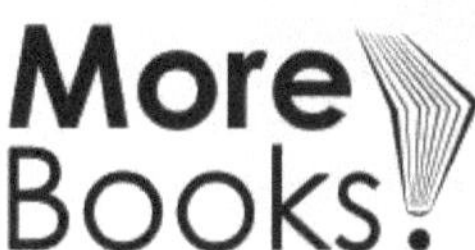

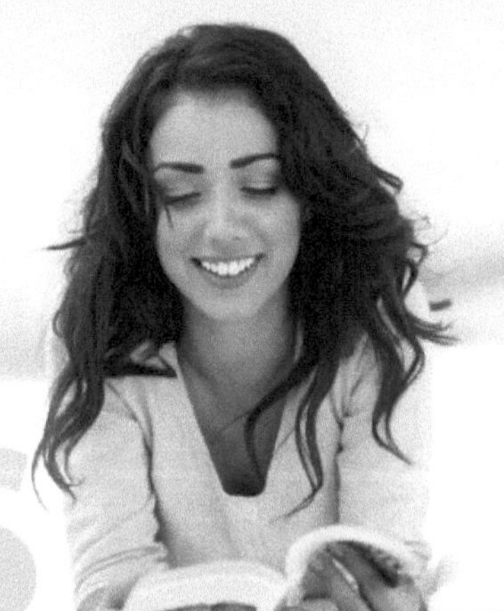

I want morebooks!

Buy your books fast and straightforward online - at one of world's fastest growing online book stores! Environmentally sound due to Print-on-Demand technologies.

Buy your books online at
www.morebooks.shop

Compre os seus livros mais rápido e diretamente na internet, em uma das livrarias on-line com o maior crescimento no mundo! Produção que protege o meio ambiente através das tecnologias de impressão sob demanda.

Compre os seus livros on-line em
www.morebooks.shop

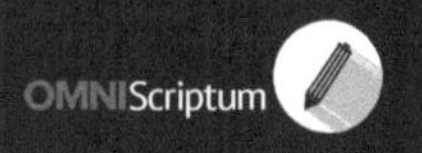

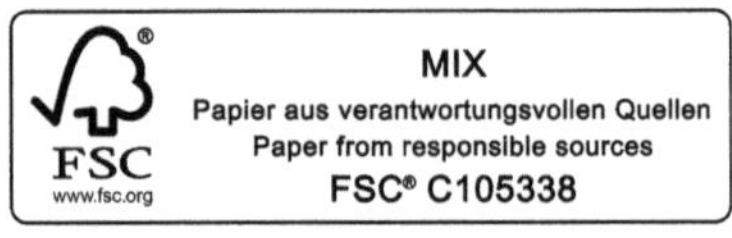

Printed by Books on Demand GmbH, Norderstedt / Germany